La médecine municipale à Besançon
au XVe siècle

LA

# MÉDECINE MUNICIPALE A BESANÇON

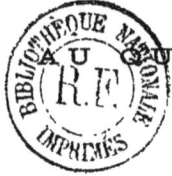

## QUINZIÈME SIÈCLE

PAR

## Auguste CASTAN

CORRESPONDANT DE L'INSTITUT

(Académie des Inscriptions et Belles-Lettres)

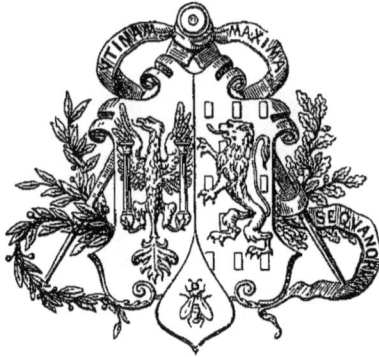

BESANÇON

IMPRIMERIE DODIVERS ET Cie, GRANDE-RUE, 87.

1881

Extrait des Mémoires de la Société d'Émulation du Doubs. Séance du 9 août 1879.

# LA

# MÉDECINE MUNICIPALE A BESANÇON

## AU QUINZIÈME SIÈCLE

Parmi les qualificatifs dont le savant Jean-Jacques Chifflet faisait suivre son nom, on peut remarquer celui d'archiatre, ou médecin en chef, de Besançon, sa ville natale [1]. Depuis quelle époque existait à Besançon cette fonction municipale et quels en étaient les droits et les devoirs? C'est ce que me révèle une lettre-patente donnée en conseil communal le 20 décembre 1456, oblitérée ensuite par des incisions et jointe, comme pièce justificative, au compte du trésorier et receveur général de la ville pour l'année 1459.

La commune de Besançon était alors parvenue, après deux cent cinquante années de luttes, à gouverner souverainement une ville qui s'appartenait à elle-même et ne reconnaissait qu'à titre de protecteurs le souverain de la Franche-Comté et l'empereur d'Allemagne. Son conseil, annuellement élu par le suffrage à deux degrés, commençait à prendre souci des questions d'édilité et à défendre ainsi la santé publique contre les influences pestilentielles si fréquentes à cette époque. Pour lutter contre ce même fléau, la plupart des grandes cités

---

(1) Joan. Jac. CHIFFLETII, patricii, consularis et ARCHIATRI vesontini, *Vesontio civitas imperialis libera, Sequanorum metropolis*; Lugduni, ap. Claudium Cayne, 1618, 2 part. in-4.

de l'Allemagne avaient à leur solde un *Stadtphysikus*, ou médecin communal. La ville de Besançon, qui entretenait des relations politiques et commerciales avec ces cités, leur emprunta-t-elle l'idée d'une création d'office du même genre, ou bien cette création fut-elle provoquée par le premier personnage qui en bénéficia, c'est-à-dire par noble maître Mathias Albert de Wauer, docteur ès arts et licencié en médecine, citoyen d'Utrecht ou de Maestricht?

Quoiqu'il en ait été des circonstances qui donnèrent naissance à l'emploi, la patente qui en promulgue la création est très explicite, tant sur le fait de cette création que sur les droits et les devoirs du plus ancien archiatre de la cité bisontine.

Il est dit, en effet, dans cet acte que le gouvernement de Besançon, ayant souci de parer aux accidents de peste et voulant également procurer des soins intelligents à la santé des citoyens, s'est assuré des bonnes mœurs et de la science aussi bien naturelle que médicale de noble et circonspect maître Mathias Albert de Wauer, docteur ès arts et licencié en médecine, lequel a promis de traiter pour un prix raisonnable tous les malades de la ville qui réclameraient ses soins, se réservant néanmoins la possibilité de s'absenter pendant quelques jours, s'il était mandé au dehors, mais toutefois après en avoir obtenu l'autorisation de la municipalité. De plus, comme il importait grandement à la santé publique qu'il ne fût loisible à tous d'exercer la médecine, soit laxative, soit opilative, non plus que la pharmacie, tant par potions, sirops, électuaires, eaux, clystères et embrocations, que par cataplasmes, vésicatoires et emplâtres, la municipalité ordonnait que tous ceux qui voudraient exercer à Besançon la médecine devraient préalablement avoir été examinés par le médecin de la ville, joint aux commissaires municipaux délégués à cet effet; elle prescrivait en outre que les officines pharmaceutiques seraient inspectées par le susdit médecin, également assisté de commissaires municipaux.

Mais, pensait le conseil gouvernemental, comme nul n'est tenu de faire la guerre à ses dépens, le médecin municipal était déclaré exempt de toutes les charges publiques et appointé d'un traitement annuel de vingt francs, monnaie comtoise.

Or, la monnaie comtoise était d'un tiers inférieure à celle de France : donc le traitement fixe du médecin municipal de 1456 aurait été évalué en monnaie française à la somme de treize livres six sous huit deniers. Pour se faire une idée de l'importance qu'avait cette somme, il est indispensable de savoir que les recettes de la caisse municipale de Besançon atteignaient alors à peine la somme de deux mille francs, ou en monnaie française environ douze cent soixante-six francs. La commune de Besançon affectait donc, en 1456, la centième partie de son revenu à payer un médecin municipal. Le traitement de ce même fonctionnaire est aujourd'hui de deux mille quatre cents francs, tandis que le total des recettes de la ville s'élève à plus de seize cent mille francs : d'où il résulte que le médecin municipal actuel ne perçoit pas la sept-centième partie des revenus de la ville, c'est-à-dire une part plus de sept fois moindre que celle attribuée à son prédécesseur du quinzième siècle. On voit donc qu'en accordant vingt francs de rémunération annuelle au médecin communal, la municipalité de 1456 se montrait largement soucieuse des intérêts de la santé publique.

Le premier titulaire de la fonction était si bien pénétré de ce sentiment, qu'il tint à en consigner l'expression dans sa quittance pour solde, donnée au trésorier de la ville le 30 novembre 1459, c'est-à-dire un peu moins de trois ans après son entrée en charge. Non-seulement il s'y déclarait bien et régulièrement payé, mais il saisissait cette occasion de rendre des grâces immenses aux vénérables gouverneurs et à toute la ville de Besançon, se mettant à leur service partout où sa destinée le conduirait.

Mathias Albert de Wauer abdiqua donc de son plein gré

le poste médical qui avait été créé à son intention. Toutefois sa quittance d'adieu, qui est rédigée en latin, semblerait indiquer qu'il n'avait pas très couramment l'usage de la langue française, et conséquemment qu'il avait pu lui être difficile, à lui hollandais d'origine et de langage, de se créer une clientèle dans une population qui parlait un idiome essentiellement gallo-romain.

Cette difficulté aurait bien pu être la cause de son départ; et, en effet, le moment de ce départ a pour concordance significative l'établissement dans la ville de noble homme messire Léon de Brye, qui prenait la triple qualité de chevalier en armes, docteur en médecine et citoyen de Besançon. Ce nouveau personnage, dont la femme s'appelait modestement Jacquette, s'était empressé d'acheter un important immeuble au bas de la rue des Granges, immeuble qu'il avait presque aussitôt hypothéqué pour un emprunt de la somme de quarante francs. Léon de Brye était français : il faisait parade de titres scientifiques et nobiliaires dans l'acte même par lequel il grevait son immeuble d'une hypothèque; il était donc bien d'allure à séduire la clientèle et à déconcerter le flegme de son confrère de la Hollande.

# PIÈCES ANNEXÉES.

---

## I

LETTRES PATENTES DU GOUVERNEMENT COMMUNAL DE BESANÇON, CRÉANT UN EMPLOI DE MÉDECIN DE LA VILLE ET LE CONFÉRANT A MATHIAS ALBERT DE WAUER, MÉDECIN HOLLANDAIS.

1456. — 20 décembre.

(Archives de la ville de Besançon.)

Nos Rectores et Gubernatores inclite Civitatis et Universitatis Bisuntine notum facimus universis quod nos, considerantes bonum Rei publice ac salutem omnium, et ut periculis pestifferis et corporum egritudinibus circumspecte provideri valeat, debite informati de moribus scientiaque naturali et medicinali, tam theorica quam practica, nobilis et circunspecti viri magistri Mathie Alberti de Wauer, in artibus doctoris et medicine licenciati, civis Trajectensis, qui magister Mathias nobis, nomine dicte Civitatis et Universitatis Bisuntine acceptantibus, promisit, fideliter et secundum ejus conscienciam et scientiam, omnes, indifferenter cujuscunque condicionis, status vel etatis existant, ab egretudinibus curabilibus precio racionabili et passi, [secundum] disposicionem et medicinarum virtutem, purgare, curare et eisdem, cum Dei auxilio, sanitatem restituere, et circa premissa, cum illa qua poterit diligencia, vacare bene et fideliter, neutra corpora, si requisierint regimina, errogare, sana preservare : sub tali pacto tamen et condicione quod si contingerit aliquam personam extraneam et forenssem pro predicto magistro Mathia mandare, illo casu ipse magister Mathias poterit ire et ibi morari per aliquos dies, licencia tamen petita et obtenta a nobis seu a successoribus nostris. Et quia non expedit Rei publice quod omnes indifferenter sine cognicione ad practicandum in medicina in dicta Civitate admictantur, et actenus propter quorumdam impericiam nonnulla scandala mortiffera contingerunt, ea propter ordinamus quod in posterum in dicta Civitate Bisuntina nullus utriusque sexus presumat ministrare medicinam laxativam seu opilativam et farmaciam in corporibus humanis, tam per pociones, sirupos, ellectuaria, aquas, clisteria, embrocaciones, quam per canthaplasmata et ephetimata et emplastra, necnon eciam per omnia illa que ad phisicum spectant et pertinent, nisi fuerit ydoneus, scilicet doctor medicine, licenciatus seu bachalarius artis medicine, legitime tamen et sufficienter approbatus ac in dicta arte expertus et praticus. Volumus autem quod tales gradum non habentes et qui sunt ignoti et forensses, non experti sive pratici et minime approbati, ac eciam omnes utriusque sexus nullo modo se impediant vel intromictant praticare in dicta arte medicine, nisi primo fuerint approbati. Pro quorum approbacione per presentes deputamus conjunctim ac ordinamus prefatum magistrum Mathiam, phisicum nostrum, ad evocandum seu evocari faciendum coram nobis tales praticare volentes ad certos diem et horam, ipsosque in conspectu et presencia nostra, saltim eorum quos super hoc cum dicto magistro commictere nos contigerit et deputare, temptandum et examinandum, ut per illud examen et temptamentum ad praticam admictantur per nos admictendi et reprobentur reprobandi. Et insuper, quia plerunque propter mala materialia appothecariorum et medicinalia sepe contingit medicos errare, maxime quia eorum ordinaciones non conficiuntur de bonis drogueriis, recentibus, legalibus et non sophisticis, et quid pro quo non verentur mistere, dampnabiliter tamen preponendo lucrum saluti anime et corporum egrotancium, propterea ordinamus et volumus quod sepedictus phisicus noster habeat cum certis aliis expertis circa hoc per nos deputandis auctoritatem visitandi appothecas appothecariorum Civitatis Bisuntine et interdicendi usum materialium sophisticatorum, dessicatorum et ad usum medicine improborum; et nichillominus quicquid super premissis aut aliquo premissorum repertum fuerit, volumus et ordinamus per dictos nostros commissarios et phisicum sub pena juramenti nobis referri. Quiquidem phisicus noster solenniter juravit ad sancti Dei Euvangelia, coram nobis manibus suis tacta, nomine dicte Civitatis et Communitatis Bisuntine, nobis et successoribus nostris Rectoribus fideliter obedire, et in premissis et singulis et eorum connexis et dependentibus solum Deum pre oculis habere, seque legaliter et publice secundum suum posse gerere. Verum, quia nemo tenetur propriis stipendiis militare, sed dignus est mercenarius mercede sua [vivere], volumus prefatum magistrum Mathiam, phisicum nostrum, esse francum, liberum et inmunem ab oneribus et muneribus secundum juris formam, necnon ordinamus, constituimus singulis annis errogandum per thesaurarium nostrum generalem, pro pensione et nomine pensionis, prefato magistro Mathie sonmam viginti francorum monete currentis in Comitatu Burgundie, videlicet medietatem dicte sonme in principio anni, seu tercium, et reliquam anno finito. Et incipit terminus sive annus die prima mensis januarii ultimo lapsa. Mandantes receptori ac thesaurario generali, presenti et futuris, quod de denariis recepte sue habeat et habeant satisfacere dicto magistro Mathie, recipiendo cedulam quictancie ab eodem, quam seu quas allocavimus et deducemus in compotis et racionibus Civitatis, et hoc pro annis et terminis quibus nobis serviet : dictus predictus magister Mathias, cum fide sub juramento prestito nobis data, promisit non recedere a servicio nostro pro duobus annis continuis incipientibus prima januarii prescripta et ultra usque ad revocacionem successorum nostrorum Rectorum et Gubernatorum dicte Civitatis et Communitatis Bisuntine. In cujus rei testimonium, sigillum predicte Civitatis et Communitatis Bisuntine hiis presentibus licteris duximus apponendum. Datum in domo consistoriali predicte Civitatis Bisuntine, die lune ante festum beati Thome apostoli, vicesima mensis decembris, anno Domini millesimo CCCC<sup>mo</sup> quinquagesimo sexto.

Per mandatum expressum dominorum Gubernatorum :

(Signatum) J. Petrocil. N. (1)

Sceau pendant, en cire verte, aux armes de la ville : Aigle éployée entre deux colonnes, avec la légende en écriture minuscule gothique : 𝔖𝔦𝔤𝔦𝔩𝔩𝔲𝔪 — 𝔠𝔦𝔳𝔦𝔲𝔪 — 𝔟𝔦𝔰𝔲𝔫𝔱𝔦𝔫𝔬𝔯𝔲𝔪.

## II

QUITTANCE DONNÉE A LA MUNICIPALITÉ DE BESANÇON, PAR MATHIAS ALBERT DE WAUER, EN RÉSIGNANT SON EMPLOI DE MÉDECIN DE LA VILLE.

1459. — 30 novembre.

(Archives de la ville de Besançon.)

+ Xpc vincit. — Manifestum sit cunctis hanc quitanciam lecturis, quod ego Mathias de Wauer, arcium doctor et medicine licenciatus, recepi a Johanne de Arbosio, thesaurario alme et inclite Civitatis Bisuntine, viginti francos monete currentis in

_____

(1) Ce notaire, qui occupait le poste de secrétaire municipal, s'appelait en français Jean Pierrecy.

Bourgondia Comitatu : quem peccuniam michi debebat Civitas
Bisuntina pro pensione et pro servicio quo servivi predicte Civitati.
Et confiteor per hanc quitanciam peccunias suprascriptas integra-
liter et numeratas recepisse. Et cum hoc dico gracias inmensas
venerabilibus dominis Gubernatoribus et toti Communitati Urbis
predicte, et offero me jugiter ipsis in omnibus licite et honeste
[servire] ubicunque locorum umquam fuero. In testimonium veri-
tatis et efficacie robur, hanc quitanciam personaliter scripsi et
subsignavi, et sigillo meo corroborare decrevi, anno Dominice In-
carnacionis millesimo quatercentesimo quinquagesimo nono, die
vero tricesima novembris.

(Signat.) Mathias de Wauer, *medicus*.

Petit sceau rond, en cire rouge, plaqué : le champ rempli par un
écusson à deux fasces, la première chargée de trois lozanges et la
seconde de deux, cet écusson surmonté d'un casque posé de profil,
entouré de lambrequins, avec une tête de sanglier pour cimier ; une
banderole faisant bordure et portant en écriture minuscule gothique
une légende ainsi conçue : ***S. mathie. alberti. de wauer.***

### III

EXTRAIT DU COMPTE DE JEHAN D'ARBOIS, TRÉSORIER ET RECEVEUR GÉNÉRAL
DE LA CITÉ DE BESANÇON, POUR L'ANNÉE 1459.

(Archives de la ville de Besançon.)

#### Novembre-décembre 1459.

Item payé à maistre Mathias pour ses gaiges de l'an cinquante
huit la somme de ving frans monnoie, comme appert par une
quictance cy rendue ensemble de ces lettres, lesquelx gaiges Mes-
dissieurs luy ont cassé.

### IV

ACTE D'UN EMPRUNT HYPOTHÉCAIRE CONTRACTÉ PAR LE MÉDECIN
LÉON DE BRYE, CITOYEN DE BESANÇON.

#### 1461. — 3 août.

(Archives de l'hôpital du Saint-Esprit de Besançon.)

Nous Official de la court de Besançon faiçons sçavoir à tous que...

noble homme messire Lyon de Brye, chevalier en armes et docteur en médicine, citien de Besançon, et Jaquette, sa femme..... ont venduz... à vénérables et religieuses personnes les maistres et frères de l'ospital du Sainct-Esperit de Besançon....., la cense ou rendte annuelle et parpétuelle de quarante solx estevenants, monnoye courrant ou conté de Bourgongne....., et ce pour le pris et somme de quarante frans..... Et laquelle cense ou rendte de quarante solx estevenants..... lesditz mariez vendeurs..... ont assigné et assignent..... sur leurs curtil, vergier, maison et vote naguères par eulx acquis....., assis et situés en la cité de Besançon, tant devant la tour de Vayte d'icelle cité que comme contornant en certainne ruate tendant dès le four desdictz acheteurs à la Grant-Rue..... En tesmoingnaige desquelles choses dessusdictes, nous Official dessusdict..... avons fait mettre le seel de ladicte court de Besançon à ces présentes lettres, que furent faictes et données audict Besançon le troisième jour du mois d'aoust l'an Nostre-Seigneur courrant mil quatre cens soixante ung.

Besançon. Imprimerie Dodivers.

www.ingramcontent.com/pod-product-compliance
Lightning Source LLC
Chambersburg PA
CBHW050420210326
41520CB00020B/6684